Pilates

Hinweis

Dieses Buch und der gesamte Inhalt dieser Box wurden nach dem aktuellen Wissensstand sorgfältig erarbeitet. Dennoch erfolgen alle Angaben ohne Gewähr. Verlag und Autoren haften nicht für eventuelle Nachteile oder Schäden, die aus den im Buch oder auf den Anleitungskarten gegebenen Hinweisen resultieren.
Die in diesem Buch und auf den Anleitungskarten enthaltenen Ratschläge ersetzen nicht die Untersuchung und Betreuung durch einen Arzt. Vor Durchführung einer Selbstbehandlung sollte ein Arzt konsultiert werden, insbesondere wenn Sie an gesundheitlichen Beschwerden leiden, regelmäßig Medikamente zu sich nehmen oder schwanger sind.

Autor:
AMS Autoren- und Medienservice, Reute
unter Mitwirkung der Autorinnen Meike Zirzow und Katja Rußhardt
Abbildungen: MEV S. 8, 16, 17; MKAL: Illustration S. 11; Mike Harker S. 13; alle übrigen Abbildungen sowie alle Abbildungen der Übungskarten: EBV-Studio AMS
Coverabbildungen: EBV-Studios (2); MEV, Augsburg (1)

Emil-Hoffmann-Str. 1, 50996 Köln
Gesamtherstellung: Naumann & Göbel Verlagsgesellschaft mbH, Köln

ISBN 978-3-625-12736-9

www.naumann-goebel.de

Inhalt

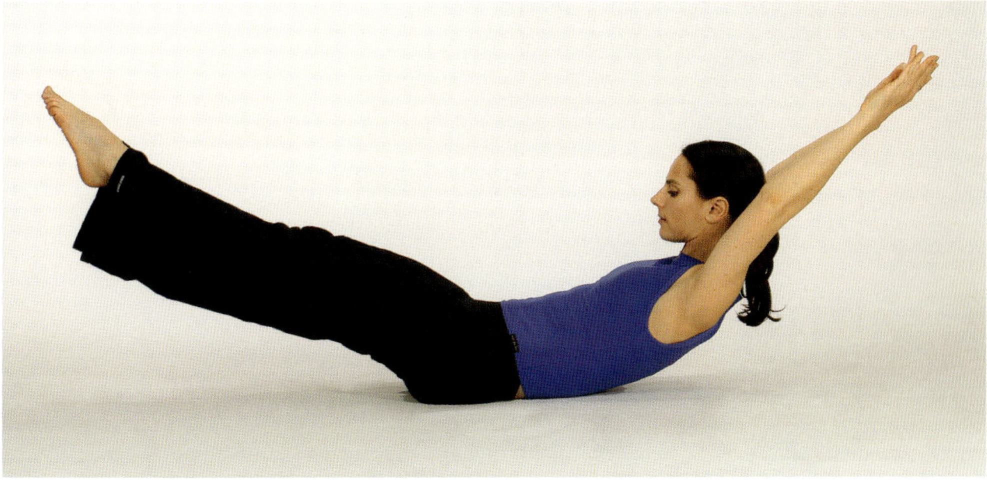

Einführung

Wer heute in ein Fitness-Studio geht, wird von neuen, trendigen Angeboten fast erschlagen.

Modernste Übungsprogramme mit den ausgefallensten Namen konkurrieren mit Maschinen, die den Laien eher an Folterinstrumente denken lassen als an Hilfsmittel, die sinnvollem Körpertraining dienen.

Da ist es nicht weiter verwunderlich, dass sich viele Studios auch wieder auf Altbewährtes besinnen.

So ist auch Pilates kein neues, sondern viel mehr ein in den letzten Jahren neu entdecktes, über 80 Jahre altes Trainingsprogramm für Körper und Geist, benannt nach seinem Begründer Joseph Hubertus Pilates.

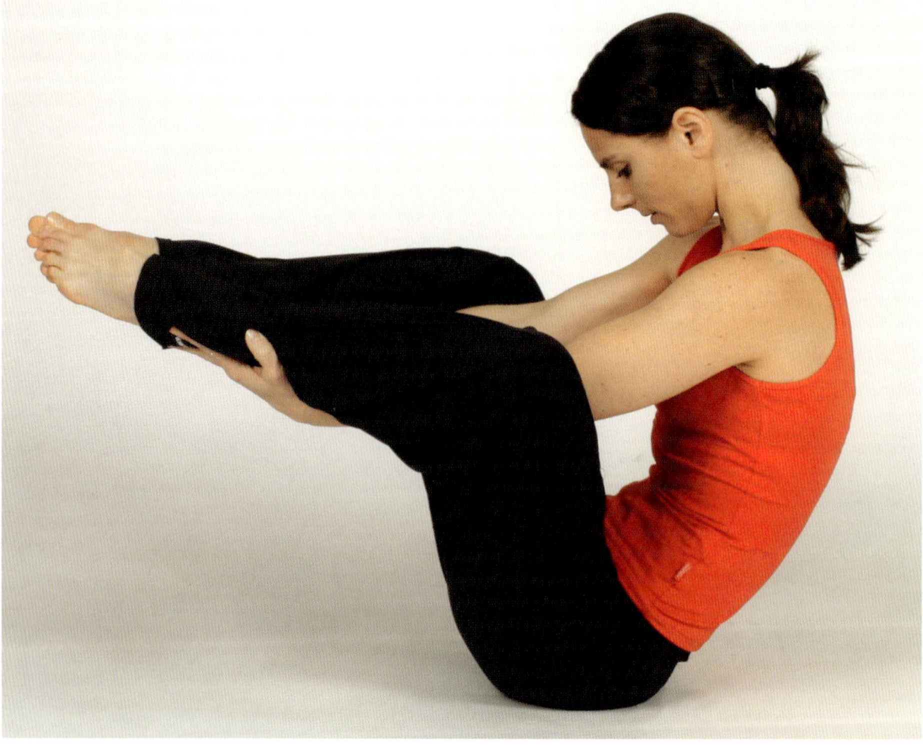

Pilates ist eine sanfte Trainingsmethode für Körper und Geist, Fitness und Entspannung – und ebnet Ihnen nebenbei noch den Weg zur Traumfigur.

Wer ist Pilates?

Pilates wurde 1880 in Mönchengladbach geboren und starb 1967 in New York, wohin er 1926 emigriert war. Hier unterrichtete er selbst die außergewöhnliche Trainingsform bis zu seinem Lebensende.

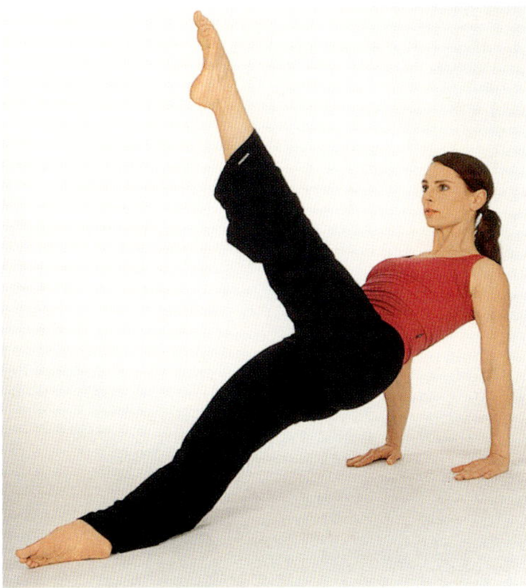

Das Stichwort heißt contrology: Alle Übungen sollen kontrolliert und präzise ausgeführt werden.

Seine Suche nach einem einfachen, aber zugleich hochwirksamen Gesundheits- und Fitnessprogramm begann er bereits als Jugendlicher: Pilates hatte als Kind eine schwächliche Konstitution und litt unter Asthma, Gelenkrheumatismus und Rachitis. Um seinen Körper zu kräftigen, beschäftigte er sich mit vielen unterschiedlichen Sportarten wie Gymnastik, Tanz, Fechten, Skilaufen, Boxen und Ringen. Auch fernöstliche Disziplinen wie etwa Yoga und Tai-Chi fanden sein Interesse und inspirierten ein selbst zusammengestelltes Trainingsprogramm, das Elemente aller geeignet erscheinenden Sportarten enthielt.

Die am eigenen Leib erprobte und aus einzelnen Fragmenten zusammengestellte Technik aus östlichen und westlichen Trainingsmethoden nannte er ***contrology*** – ein ausgeklügeltes System aus präzisen, kontrolliert durchgeführten Bewegungen, die nicht nur die Stärke und Flexibilität der Muskulatur verbesserten, sondern auch das körperliche Gleichgewicht förderten. Mit contrology war eine neue Trainingsform erfunden, und Pilates drängte es, nun die Wirksamkeit seiner Übungen auch an Probanden zu testen und sein Wissen an

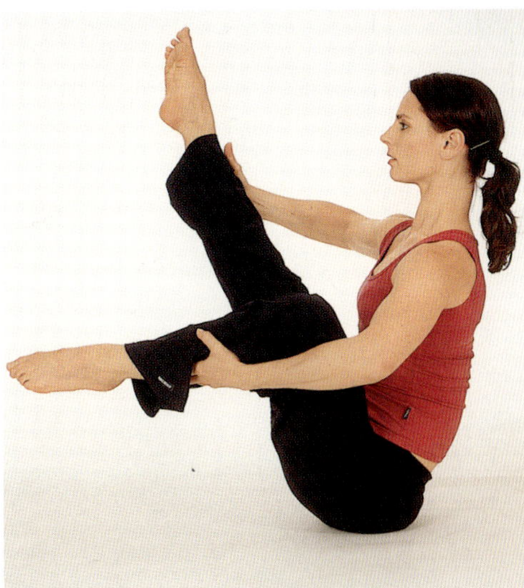

Regelmäßiges Pilates-Training fördert die Flexibilität der Muskulatur und das Gleichgewicht.

Schüler weiterzugeben. Eine gute Gelegenheit zum weiterführenden Experimentieren, Testen und Verfeinern seiner Technik sollte nicht lange auf sich warten lassen.

Bei Ausbruch des Ersten Weltkriegs geriet Pilates in britische Kriegsgefangenschaft. Er wurde in Lancashire und auf der Isle of Man interniert, wo er oft schwer verletzte Kameraden nach sei-

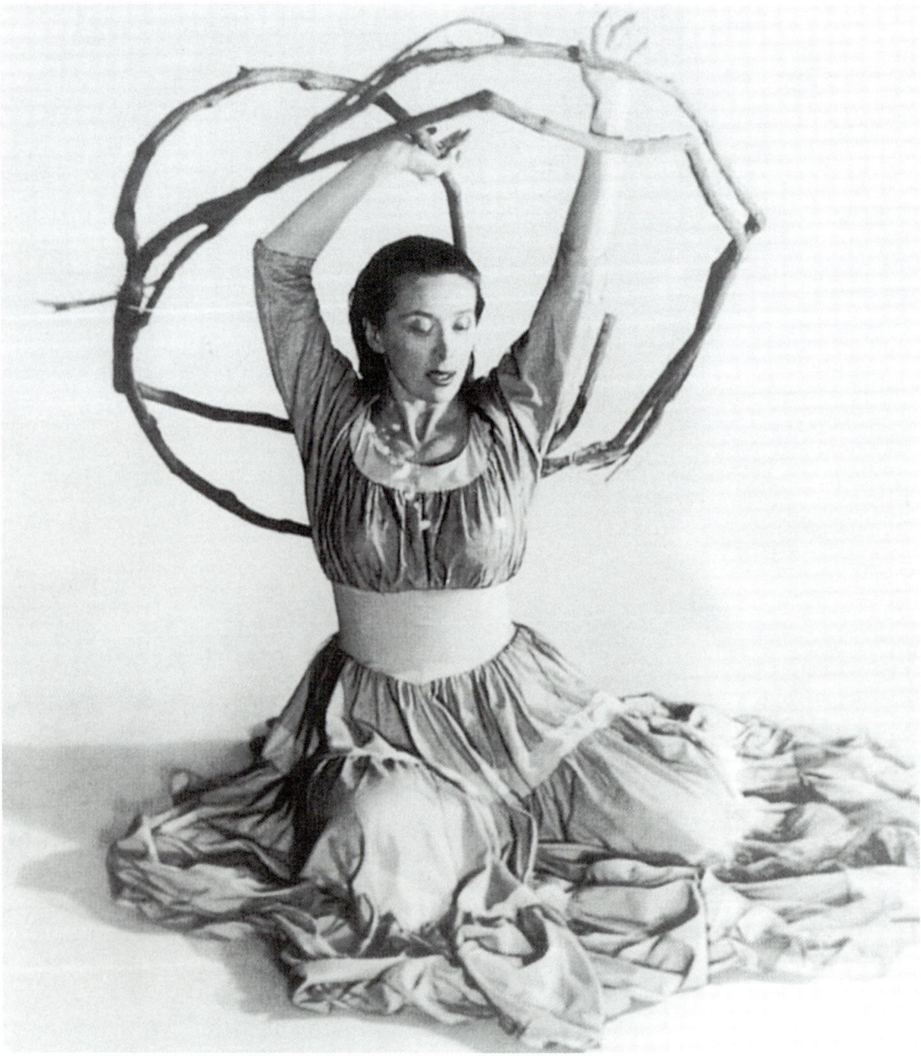

Begeistert von der Pilates-Methode und eine Anhängerin der ersten Stunde: Martha Graham, amerikanische Choreographin, Tänzerin und Tanzlehrerin, Aufnahme um 1930.

ner Methode trainierte und feststellen konnte, dass sich die konzentriert und akribisch durchgeführten Bewegungseinheiten positiv auf ihre körperliche Verfassung auswirkten.

Es wird berichtet, dass Pilates sogar Stahlfedern aus den Feldbetten montierte und sie zu Sportgeräten umfunktionierte.

Nach Ende des Krieges bildete Pilates zunächst Polizeibeamte in Selbstverteidigungstechnik aus und unterrichtete das Fach bis 1926 auch bei der deutschen Armee.

Dann folgte ein Jahr des persönlichen Umbruchs und einer großen Entscheidung: Pilates fasste nun seinen Entschluss, ein neues Leben in Amerika zu beginnen.

Noch auf der Überfahrt ins „Land der unbegrenzten Möglichkeiten" lernte er seine spätere Frau Clara kennen, die er sofort für seine Idee begeistern konnte, in New York ein Gymnastikstudio zu eröffnen.

Der riskante Plan erwies sich als glückliche Entscheidung, denn die ungewöhnlichen, aber wirkungsvollen „Workouts"

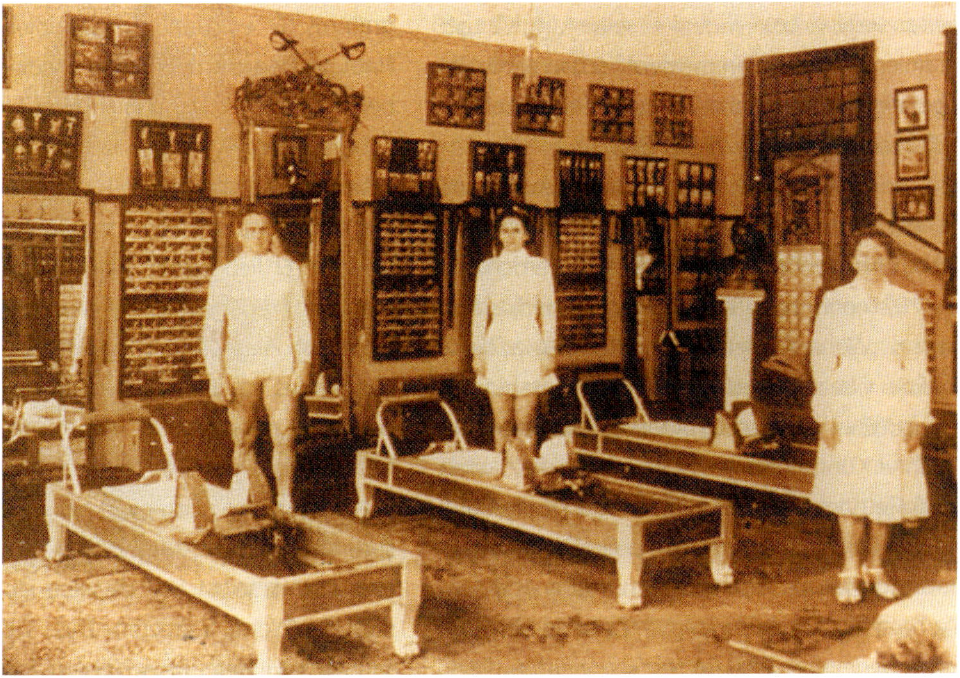

Realisierung moderner Ideen in unmodernem Ambiente: das erste Pilates-Studio 1926 in New York.

des deutschen Einwanderers lockten schnell Interessenten an. Zu seinem Freundes- und Schülerkreis gehörten innerhalb kürzester Zeit auch berühmte amerikanische Balletttänzer, Tanzlehrer und Choreographen wie Martha Graham oder George Balanchine, deren Wertschätzung durch Mund-zu-Mund-Propaganda für eine ständig wachsende Kundschaft sorgte.

Um Werbung musste sich Pilates schon nach kurzer Zeit nicht mehr kümmern. Prominente Schauspielerinnen und Schauspieler zeigten sich von Pilates' Anleitungen ebenso begeistert wie Turner und Athleten unterschiedlicher Sportarten. Ohne Fleiß kein Preis: Unter Pilates' Regie mussten sich alle Schüler regelmäßig und ernsthaft um Fortschritte bemühen. Ein guter Gesundheitszustand war für den Lehrer eine unverzichtbare Grundlage für alle weiteren Maßnahmen.

Auch die sorgfältige Pflege des eigenen Körpers – etwa durch häufigen Aufenthalt unter freiem Himmel und durch das Bürsten der Haut – gehörte ganz selbstverständlich zum Übungsprogramm.

Das Ergebnis

„Nach zehn Stunden spüren Sie den Unterschied. Nach zwanzig sehen Sie den Unterschied – und nach dreißig haben Sie einen neuen Körper."

Joseph H. Pilates

Aus Enthusiasmus für die Körper und Geist belebende Wirkung von frischer Luft unterrichtete der Meister seine Schüler häufig im Badeanzug und vermittelte damit auf eindrucksvolle Weise seine Vorstellung von einem ganzheitlichen Training.

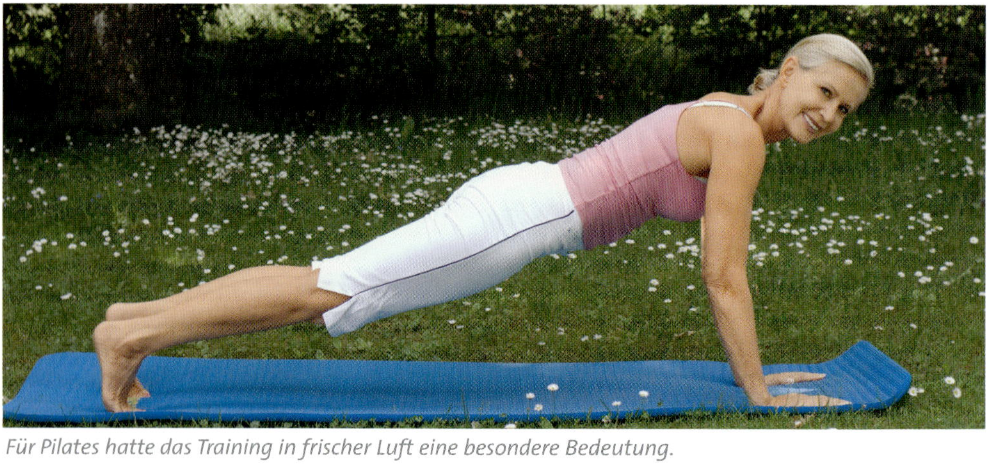

Für Pilates hatte das Training in frischer Luft eine besondere Bedeutung.

Mehr Fitness durch Pilates

Pilates wusste, dass die körperlichen Voraussetzungen seiner Schüler ebenso unterschiedlich waren wie ihre persönlichen Ziele. Wie ein Maßschneider konzipierte der Meister deshalb für jeden einzelnen Kunden ein ganz spezielles Übungsprogramm, das an dessen körperliche Entwicklung immer wieder angepasst wurde.

Auch in Trainingsstunden mit größeren Gruppen ließ Pilates Übungen fast nie in gleicher Abfolge und auf gleiche Weise durchführen. Anweisungen, die er kurz zuvor gegeben hatte, veränderte er oft schon am nächsten Tag. Joseph Pilates bildete keine Lehrer für seine Trainingsmethode aus, arbeitete jedoch eng mit einigen fortgeschrittenen Schülern zusammen, die seine Instruktionen nach seinem Tod weitergaben. Da er nie ein allgemein gültiges und zusammenhängendes Programm vermittelte, kursieren auch heute noch die unterschiedlichsten Versionen seiner Methode, und es entwickelten sich verschiedene Ausrichtungen mit sehr unterschiedlichen Übungsschwerpunkten. Es ist die Aufgabe des geschulten Pilates-Lehrers, jeden Schüler individuell zu betreuen und einzelne Übungskomponenten für

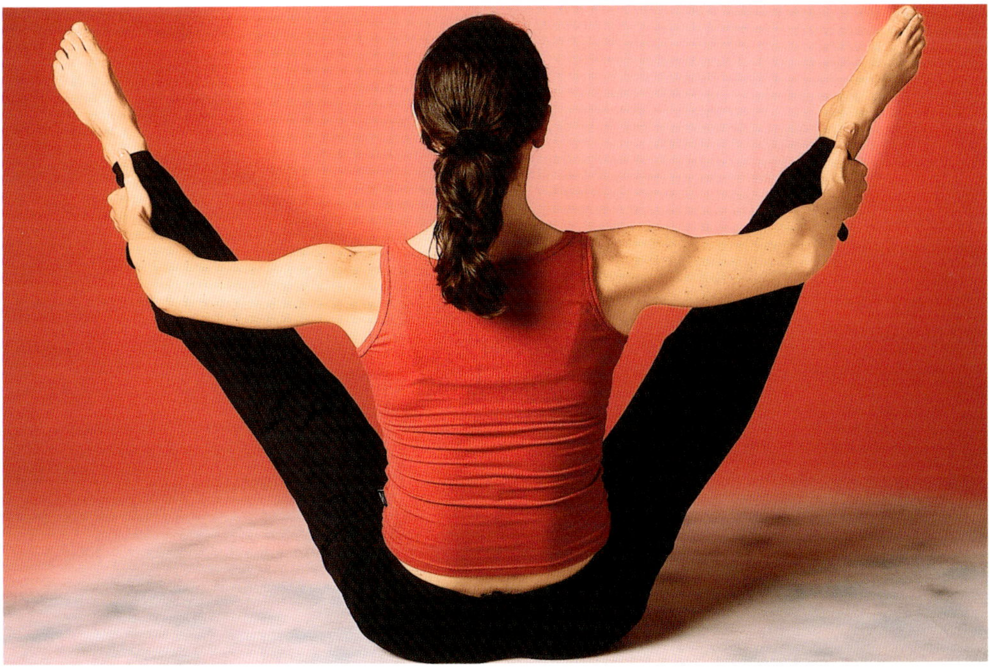

Aus der Vielfalt der Pilates-Übungen kann man sich ein individuelles Programm zusammenstellen.

ihn sinnvoll und immer wieder neu zusammenzustellen – ebenso, wie schon Pilates vorging.

Das Ziel

Für den Einstieg ins Pilates-Training ist es nie zu spät. Mit regelmäßigem Training und den richtigen Übungen sind Sie auf gutem Weg zur Traumfigur.

Zu Recht erfreut sich Pilates' Lehre heute weltweit großer Beliebtheit. Zu dem großen Kreis von Anhängern des sanften Fitnessprogramms zählen mittlerweile Menschen aller Altersgruppen. Frauen und Männer mit ganz unterschiedlichem körperlichem Leistungsvermögen und unterschiedlicher Motivation sind fasziniert von den einfachen Übungen, die sich unkompliziert überall durchführen lassen und tatsächlich Wirkung zeigen: Ein Training nach Pilates führt – konsequent und exakt ausgeführt – tatsächlich zur Traumfigur.

Regelmäßige Übungen kräftigen und formen den Körper schon nach kurzer Zeit. Die Muskulatur wird gedehnt und wieder entspannt.

Damit hilft Pilates, die Körperhaltung zu optimieren. Durch das Wiederherstellen der natürlichen Balance verbessert sich auch das Körperbewusstein. Im Gegensatz zu zahlreichen anderen Fitnessprogrammen ist Pilates auf die Stärkung und das harmonische Zusammenspiel aller Muskeln ausgerichtet. Beim Training werden daher nicht nur große und kräftige Muskelgruppen angesprochen, sondern auch schwächere Muskeln aufgearbeitet. Pilates-Trainer versuchen, die natürliche Muskelbalance ihrer Schüler wiederherzustellen, die durch einseitige Beanspruchung und Belastung oder infolge von Krankheiten und Verletzungen aus dem Gleichgewicht geraten ist.

Mit Pilates wird die gesamte Muskulatur gekräftigt; sie kann dann den Belastungen des Alltags besser standhalten.

Ein wohlproportionierter und geschmeidiger Körper ist der Lohn für konsequent durchgeführte Übungen. Aufgrund der hohen Anforderungen an Konzentration, Selbstkontrolle und Genauigkeit wird das Pilates-Training oft als „Denkübung" bezeichnet.

Das Gehirn „arbeitet" mit und kontrolliert die korrekte Ausführung der Übungen. Mit dauerhafter Anspannung hat das nichts zu tun.

Ein größtmögliches Maß an Entspannung ist bei der Durchführung der Bewegungseinheiten von besonderer Bedeutung.

Die ganz natürlich fließende, tiefe Atmung und die Sinne begleiten die Bewegungen des Körpers und vermitteln ein Gefühl der Harmonie.

Die Ziele

Die Ganzheitlichkeit von Pilates verbindet sich mit den Grundlagen östlicher Meditations- und Bewegungstechniken.

„Es ist der Geist, der sich den Körper baut", lautet Joseph Pilates' Lieblingszitat von Friedrich Schiller.

In der Pilates-Technik ist Konzentration eine der sechs Grundlagen, zu denen auch Atmung, Kontrolle, Zentrierung, Bewegungsfluss und Genauigkeit gehören. Sie sind die Basis eines effektiven und damit erfolgreichen Trainings.

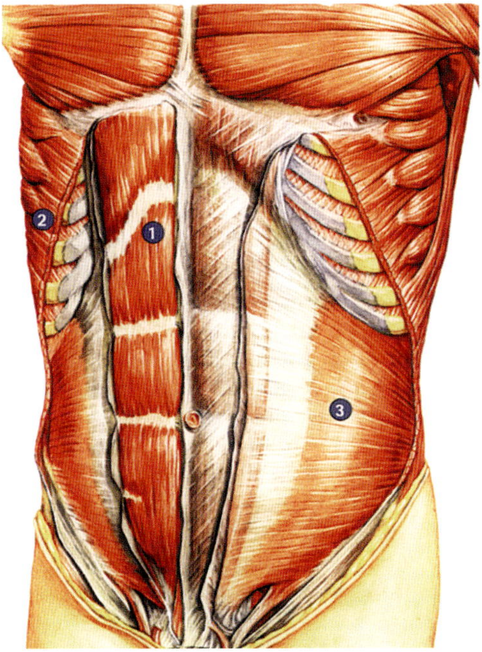

Das Powerhouse, aus dem heraus alle Übungen erfolgen, mit den entsprechenden Muskelsträngen
1 – Gerader Bauchmuskel
2 – Äußerer schräger Bauchmuskel
3 – Innerer schräger Bauchmuskel

Die sechs Prinzipien der Pilates-Methode

- ***Konzentration:*** Bei jeder Übung wird die Bewegung bewusst ausgeführt, der Körper mental kontrolliert und gelenkt.
- ***Atmung:*** Während der Übungen wird mit der seitlichen Brustkorbatmung – einer Besonderheit des Pilates-Trainings – bei gleichzeitigem Halten der Muskelspannung entspannt geatmet.
- ***Kontrolle:*** Alle Bewegungsabläufe werden langsam, kontrolliert und niemals schwungvoll oder ruckartig ausgeführt.
- ***Zentrierung:*** Die Übungen erfolgen aus dem Körpermittelpunkt heraus, den Pilates „Powerhouse" nennt. Alle Übungen haben das Ziel, das Körperzentrum zu stärken.
- ***Bewegungsfluss und Genauigkeit:*** Die Effektivität der einzelnen Übungen resultiert aus der ruhigen, entspannten und vor allem exakt ausgeführten Bewegung.

Mehr Körperbewusstsein durch Pilates

Sie möchten Gewicht verlieren, wünschen sich einen wohlgeformten Körper und haben dafür schon viele Stunden erfolglos mit monotonen Übungen verbracht? Dann sollten Sie Ihre Zeit in ein neues Erfolgsprogramm investieren, denn Pilates wirkt gleich doppelt:

Durch regelmäßiges Training wird der Körper nicht nur gestrafft und zur Traumfigur geformt, sondern zugleich die Körperwahrnehmung geschult.

Kennen Sie Ihren Körper? Fühlen Sie ihn, wenn sie sich bewegen, sitzen, stehen oder liegen? Mit den richtigen Pilates-Übungen entdecken Sie durch kontrolliert ausgeführte, oft minimale Bewegungen bisher kaum beanspruchte und wahrgenommene Muskeln und lernen, sie bewusst und kontrolliert zu aktivieren. Sie erfahren auch, wie Sie sich ganz natürlich bewegen und dabei immer entspannt bleiben.

Mit dem Aufbau harmonisch zusammenarbeitender Muskeln verändert sich

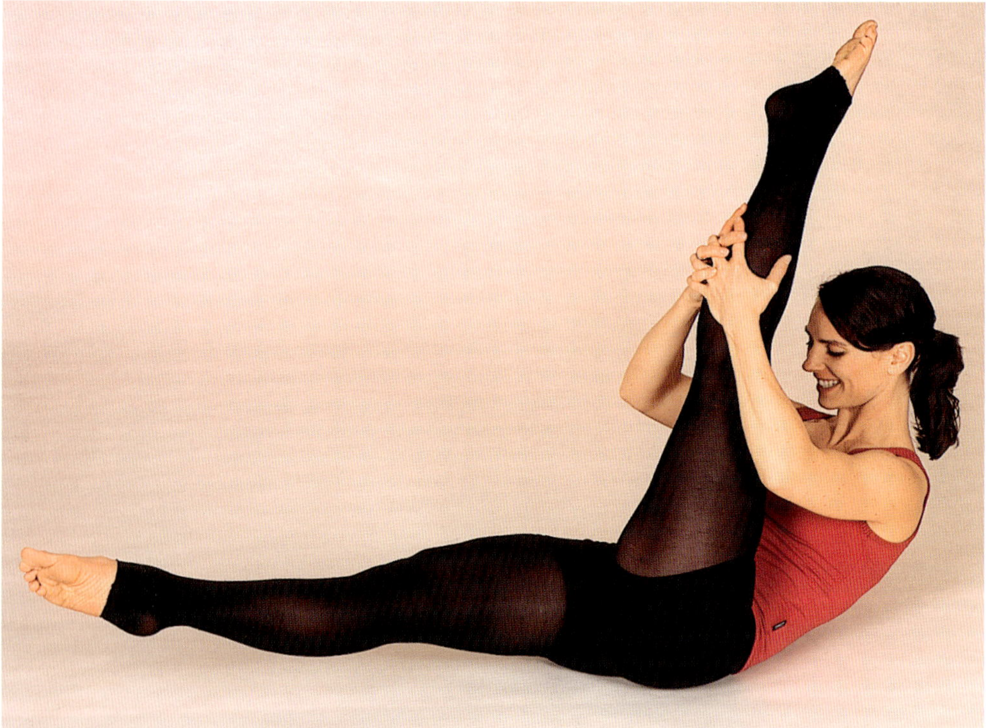

Bauch, Oberschenkel und Gesäß werden durch die harmonische Zusammenarbeit der Muskeln gestrafft.

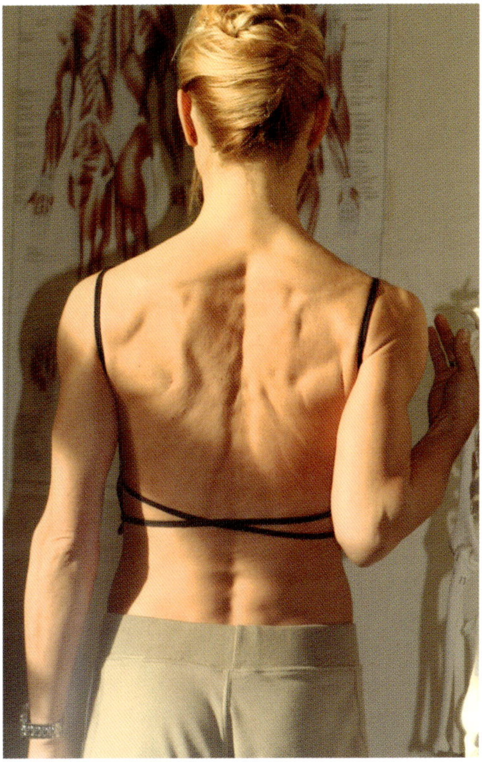

Alle Pilates-Übungen haben die Stärkung des Powerhouses zum Ziel. Dies führt automatisch zu einer Kräftigung der Rückenmuskulatur.

zugleich Ihr Erscheinungsbild, auch an „Problemzonen" wie Bauch, Oberschenkel und Gesäß.

Das Gewebe festigt sich. Eine geschmeidigere Muskulatur schenkt Ihren Bewegungen natürliche Eleganz und Anmut. Tänzer nutzen das Pilates-Training zur Stabilisierung und Zentrierung. Sie verbessern damit bewusst ihre Fähigkeit, kraftvolle Bewegungen aus dem Körperzentrum durchzuführen.

Alle Pilates-Übungen haben das Ziel, den Bereich zwischen Brustkorb und Becken sowie die sie umgebende Muskulatur zu stärken. Gestärkte Muskeln an Rücken und Bauch schützen nicht nur die inneren Organe, sondern stabilisieren auch den Rücken.

Ein Training nach Pilates ist daher für alle Sportler eine ideale Ergänzung zu speziellen, auf die jeweilige sportliche Disziplin ausgerichteten Übungen. Untersuchungen haben ergeben, dass durch ein ergänzendes Pilates-Training in sportlichen Disziplinen schneller Trainingserfolge erzielt werden. Pilates eignet sich aber nicht nur für ehrgeizige Athleten, sondern für alle Menschen, die Gesundheitsvorsorge betreiben und ihre Fitness optimieren wollen.

Wenn Sie einen körperlich anstrengenden Beruf ausüben oder im Alltagsleben einseitigen Belastungen ausgesetzt sind, sorgt ein auf Ihre Bedürfnisse zugeschnittenesTrainingsprogramm für wohltuenden Ausgleich und hilft Verspannungen abzubauen. Ein verbessertes Gefühl für die Feinheiten von Bewegungsabläufen sensibilisiert Sie für Fehlhaltungen im Alltag.

So können Sie Haltungsschäden durch eigene Korrektur vorbeugen und finden auch bei einer überwiegend sitzenden oder muskulär und mental fordernden beruflichen Tätigkeit genügend Entspannung und Durchhaltevermögen.

Körperliche Kräfte mobilisiert und optimiert Pilates auch nach Krankheiten, Verletzungen sowie in der Schwangerschaftsnachsorge.

Die sicheren, fließend ausgeführten Übungen, sind ideal zur Kräftigung einer geschwächten Muskulatur. Durch die genaue Beobachtung des Körpers während der jeweiligen Übung werden Überlastungen vermieden und natürliche Bewegungsabläufe wieder neu erspürt.

Das Mehr

- ***Mehr Flexibilität*** der Muskeln und größere Gelenkigkeit durch regelmäßiges Pilates-Training.

- ***Mehr Ausgeglichenheit und Zufriedenheit,*** denn Pilates ist ein ganzheitliches Training für Körper und Geist, von dem auch die Psyche spürbar profitiert.

- ***Mehr Körperbewusstsein und Ausstrahlung*** im privaten und beruflichen Bereich durch richtiges Pilates-Training.

Dass Pilates sich nicht zuletzt auch als hervorragendes Fitnesstraining im Alter empfiehlt, beweisen viele 70-Jährige, die regelmäßig Pilates-Programme absolvieren und sich bester Gesundheit erfreuen.

Auf einen Blick

- Kraft und Spannung Ihrer Muskulatur nehmen zu.
- Eine gestärkte Rumpfmuskulatur sorgt für einen flacheren Bauch und eine schlankere Taille.
- „Problemzonen" an Bauch, Schenkeln und Gesäß werden gestrafft.
- Die Armmuskulatur wird sanft geformt und gekräftigt.
- Der Abbau von Verspannungen und die Kräftigung der Muskulatur beseitigen haltungsbedingte Kopfschmerzen.
- Ihre Haltung wird aufrecht und entspannt.
- Ein aufrechter Gang und ein entspannter, schmerzfreier Rücken verleihen Ihnen mehr Ausstrahlung.
- Vermehrte Entspannung sorgt für Stressabbau.
- Sie atmen ökonomischer und versorgen den gesamten Körper mit Sauerstoff.
- Ihr Körper wird besser durchblutet.
- Ihr Lymphsystem arbeitet besser und sorgt für den schnellen Abtransport von Giftstoffen aus dem Körper.
- Die Arbeit des Immunsystems verbessert sich. Sie sind leistungsfähiger und werden seltener krank.

Die richtige Kleidung

Die Übungen der Pilates-Methode sind einfach und unkompliziert. Genauso sollten Sie sich für Ihr erstes Training auch kleiden.

Wichtig ist, dass Sie sich in Ihrer Kleidung rundum wohlfühlen. Sie muss weich und angenehm sein und ausreichend Bewegungsfreiheit bieten.

Entscheiden Sie sich am besten für eine bequeme, schmal geschnittene Gymnastikhose oder Leggings und ein nicht allzu weites T-Shirt mit langen oder kurzen Ärmeln.

Kommen Sie schnell ins Schwitzen, oder frieren Sie leicht? Dann hüllen Sie sich in mehrere Schichten, die bei Bedarf abgelegt werden können.

Praktisch ist ein Trägerhemd (Top) unter einem T-Shirt, über das Sie gegebenenfalls noch eine ärmellose, leichte Fleeceweste ziehen.

Bedenken Sie bei der Auswahl der Kleidung, dass zu eng anliegende Textilien kneifen oder Bewegungen blockieren können.

Zu großzügig geschnittene Hemden und Hosen hingegen umflattern Ihren Körper und erschweren die wichtige Kontrolle der Bewegungen. Sie sollten bei jedem Workout die Muskelgruppen

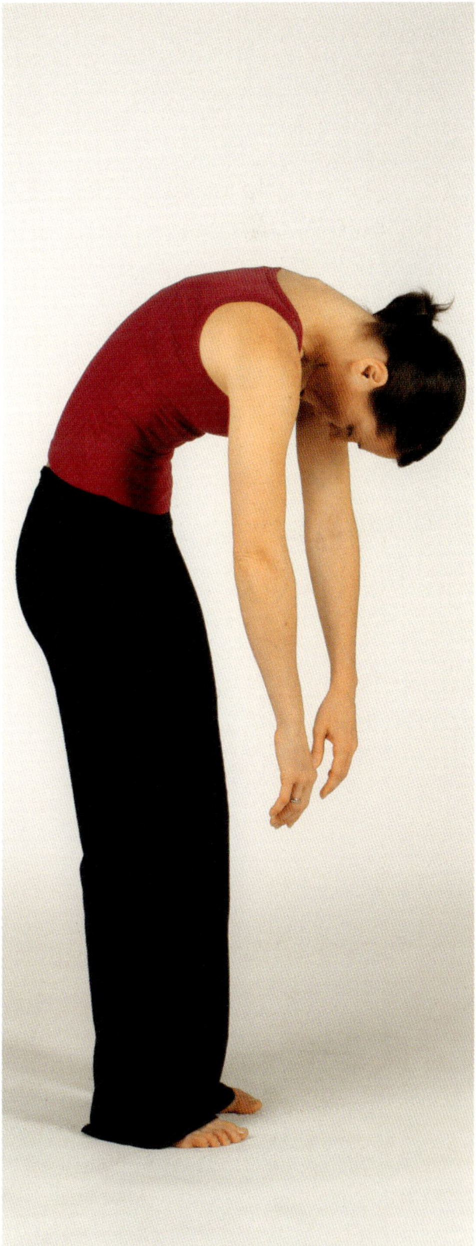

Selbstverständlich darf Ihr Gymnastik-Outfit Sie nicht einengen oder behindern.

erkennen können, mit denen Sie gerade arbeiten. Fühlen Sie sich frei und unbeschwert!

Beim Pilates-Training dürfen Sie unmittelbaren Bodenkontakt haben und können daher auch auf teure Sportschuhe verzichten.

Alle Workouts werden barfuß oder in rutschfesten Socken ausgeführt.

Auf einen Blick

- Tragen Sie bequeme, körpernah, aber nicht eng geschnittene Textilien.
- Gut waschbare Gymnastikkleidung eignet sich zum Training am besten.
- Eine ideale Trainingskombination besteht aus einer weichen, schmal geschnittenen Gymnastikhose, einem Trägerhemd (Top) sowie einem kurz- oder langärmeligen T-Shirt.
- Wenn Sie schnell frieren, tragen Sie mehrere Schichten übereinander, um die Muskulatur warm zu halten.

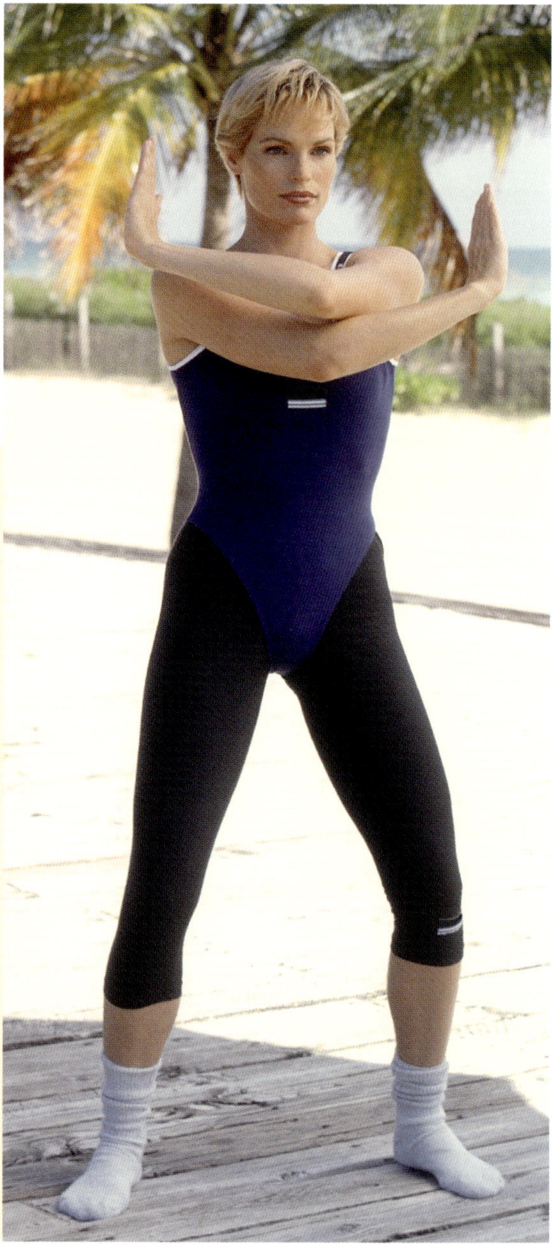

Ideal ist eine körpernahe, aber elastische Kleidung, die Sie gut waschen können. In teure Sportschuhe müssen Sie nicht investieren. Trainieren Sie barfuß oder in rutschfesten Socken.

Die richtigen Hilfsmittel

Pilates ist ein Fitnesstraining für Minimalisten. Alle Workouts lassen sich problemlos ohne kostspielige Geräte oder besondere Hilfsmittel durchführen. Deshalb können Sie Pilates zu jeder Tageszeit und überall ausüben.

Ein kleiner Platz, auf dem Sie ausgestreckt liegen können, reicht als Trainingsfläche vollkommen aus.

Haben Sie die Möglichkeit, sich in einen schönen, ruhigen Raum zurückzuziehen, sollten Sie diese Gelegenheit nutzen.

Schaffen Sie sich Wohlfühlatmosphäre, und sorgen Sie durch eine angenehme Raumtemperatur für geistige und körperliche Entspannung.

Nun kann es losgehen. Um sich gegen den harten Boden abzupolstern, benötigen Sie nur noch eine Unterlage.

Geeignet sind einfache Gymnastikmatten, ein Teppich oder eine doppelt gelegte Decke.
Testen Sie die gewählte Variante, bevor Sie mit dem Training beginnen: Bei einigen Übungen rollen Sie nach hinten oder drücken Ihre Wirbelsäule auf den Boden.

Eine ideale Unterlage unterstützt und schützt das verletzliche Rückgrat.

Auf einen Blick

- Schalten Sie von der Hektik des Alltags ab, und nehmen Sie sich Zeit für ein entspanntes und damit erholsames Pilates-Training.
- Ziehen Sie sich in eine ruhige Ecke Ihrer Wohnung zurück, oder suchen Sie sich einen kleinen Platz, an dem Sie sich wohlfühlen. Er braucht nur so groß zu sein, dass Sie dort ausgestreckt liegen können.
- Wählen Sie für Ihr Workout eine Unterlage, die weder zu weich noch zu hart ist.
- Achten Sie darauf, dass die Raumtemperatur nicht zu niedrig ist. Ihre Muskeln sollen vor den Übungen warm und entspannt sein.
- Stellen Sie Telefon und Handy ab, und konzentrieren Sie sich ganz auf die Bewegungen.

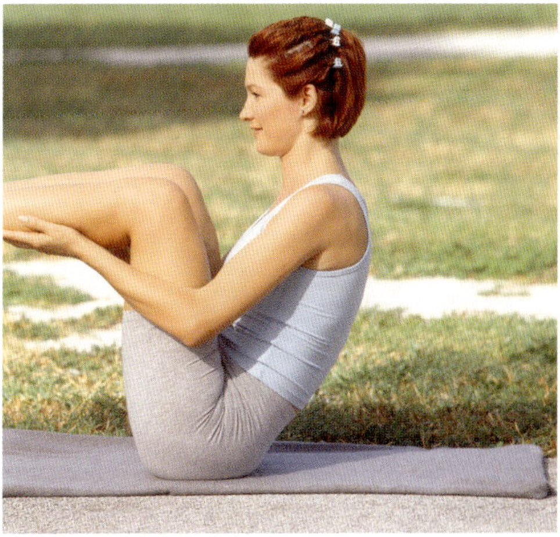

Auf Gymnastikmatten kann man besser abrollen.

Die richtige Einstellung

Pilates ist nicht nur ein einzigartiges Körpertraining aus Dehn-, Kräftigungs- und Widerstandsübungen, sondern fördert schrittweise und ganz behutsam auch die Harmonisierung von Körper und Geist.

Für Joseph Pilates war allgemeine Fitness nicht durch körperlichen Drill und hartes Training nach dem Prinzip „Viel hilft viel" zu erreichen, sondern nur durch die optimale Zusammenarbeit von Körper und Geist, eine Philosophie, die heutzutage durchaus fernöstlich anmutet. In seinem 1945 erschienenen Buch ***Return to Life*** (Rückkehr zum Leben) erklärt er, dass der Körper durch Bewegung und der Geist durch bewusstes Denken wieder neu belebt werden kann: „Im Idealfall gehorchen unsere Muskeln unserem Willen, denn die Vernunft gebietet uns, dass unser Wille nicht von den Reflexen unserer Muskeltätigkeit dominiert wird."

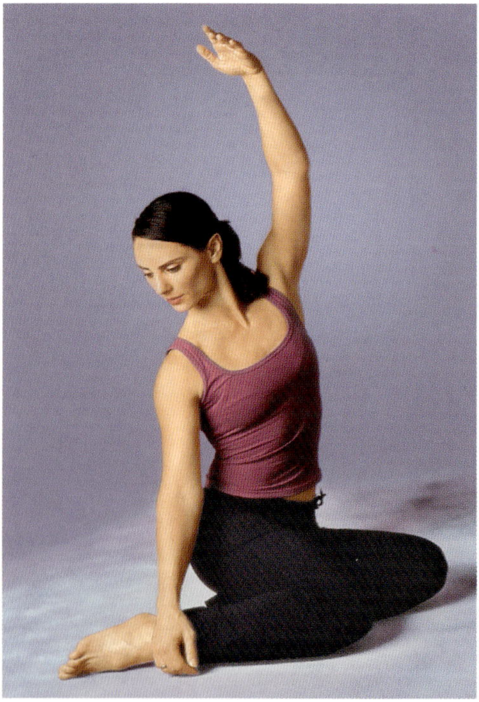

Jede Pilates-Übung erfordert volle Konzentration.

Pilates bestätigte seine Theorie durch intensive Forschungen und die Trainingserfolge seiner Schüler. Wer seine Philosophie verstanden hat, kann die Bewegungen des Pilates-Systems auch im Alltag gewinnbringend einsetzen. Die einzelnen Übungen helfen nicht zuletzt, den eigenen Körper entspannt und kraftvoll durch einen anspruchsvollen und anstrengenden Tag voller Herausforderungen zu tragen.

Qualität kommt vor Quantität: Training soll Freude machen, niemals ermüdend sein und dabei maximale Ergebnisse bei minimalem Zeiteinsatz bringen. Das funktioniert nur, wenn Geist und Körper zusammenarbeiten.

Beim Pilates-Training ist der „Kopf" eingeschaltet: Jede Bewegung wird durch bildliche und sprachliche Hinweise zuerst in der Vorstellung visualisiert und dann von der Muskulatur ausgeführt. Mit Geduld und Ausdauer handelt der Körper schließlich nach den Anweisungen des Geistes. Die Verbindung von

Körper und Geist schult auch die Konzentration auf die Ausführung der einzelnen Bewegungen.

Diese Fähigkeit hilft Pilates-Schülern bei der Auseinandersetzung mit anspruchsvollen Tätigkeiten jeder Art und erleichtert außerdem das Erlernen neuer Bewegungsabläufe, etwa beim Trainieren unbekannter Sportarten.

Joseph Pilates glaubte, dass die wichtigste Grundlage für Glück und Wohlbefinden die Beherrschung des eigenen Körpers ist, den er als einzig notwendigen Trainingsapparat bezeichnete.

nur vernachlässigte Gehirnzellen mit Sauerstoff versorgt, sondern es wird auch geistige Energie freigesetzt. Das Ergebnis ist eine Reduzierung stressbedingter Verspannungen, lockere, anmutige Bewegungen und mehr Vitalität und Lebensfreude.

Der Erfolg

Wer regelmäßig nach Pilates trainiert, erntet doppelten Lohn: eine Traumfigur und die Fähigkeit, den Herausforderungen des Alltags entspannt und kraftvoll zu begegnen.

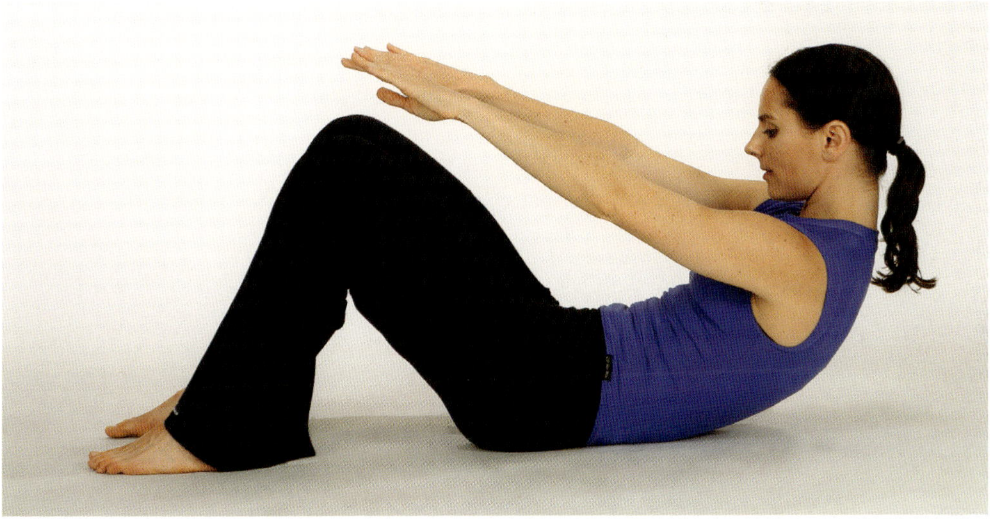

Die Visualisierung dieser Übung heißt : Rolle ab wie eine Perlenkette.

Gemäß seiner Philosophie werden durch bildliche Vorstellungskraft (sogenannte Visualisierung) sowie die Kräftigung und Dehnung des Körpers nicht

Die Technik der Visualisierung spielt im Pilates-Unterricht eine bedeutende Rolle. Soll die Bewegung am richtigen Ort und von den richtigen Muskeln korrekt ausgeführt werden, ist eine genaue Beschreibung der jeweiligen Übung nötig. Mit einprägsamer, bildhafter Sprache gelingt es auch besser, tiefer liegende Muskeln zu aktivieren, die bislang noch nicht zum Einsatz gekommen sind. Durch die innere Vorstellungskraft, beispielsweise nach den Anweisungen „Rolle ab wie eine Perlenkette" oder „Dein Kopf ist wie bei einer Marionette mit einem Faden verbunden, der dich nach oben zieht", lassen sich die einzelnen Bewegungen viel besser umsetzen.

Mit Geduld, Ausdauer und einem starken Willen ist alles möglich, lehrte Joseph Pilates. Durch regelmäßiges Training könne auch ein alter Mensch jung und vital wirken, weil er seinen Geist aktiv und seine Muskeln kräftig und geschmeidig erhalten hat. Doch werden spürbare und sichtbare Erfolge nicht von heute auf morgen erzielt. Auch wenn die Übungen des Pilates-Systems einfach aussehen, brauchen alle Trainierenden dennoch Zeit und vor allem Hingabe, um Körper und Geist zu koordinieren. Das größte Hindernis für Ihre Fortschritte ist mangelndes Selbstvertrauen. Sie sind weder schwach noch faul und auch nicht unbegabt für körperliche Übungen.

Hören Sie auf, über Ihr Aussehen oder Ihre Unzulänglichkeiten zu klagen. Wenn Sie in Ihrem Leben etwas verändern wollen, sollten Sie Ihren Blick nicht auf vermeintliche Schwächen richten, sondern auf Ihr neues Ziel. Mit dem festen Glauben an eine Veränderung wird sie auch eintreffen. Sie besitzen alle Fähigkeiten, um Ihre Wünsche zu verwirklichen. Wenn Sie sich für die Pilates-Methode entschieden haben, sollten Sie an ihre Wirksamkeit glauben und sich körperlich und geistig auf ihre Übungen einlassen. Wichtig ist, dass Sie konsequent und regelmäßig trainieren. Lassen Sie Ihrem Körper Zeit, ein Gefühl für natürliche Bewegungen und die Fähigkeiten der einzelnen Muskeln zu entwickeln. Gehen Sie zuversichtlich, neugierig und ohne Eile auf Entdeckungsreise.

Auf einen Blick

- Sie sind selbst für das Erreichen des gesetzten Trainingszieles verantwortlich.
- Freuen Sie sich auf Ihr Training, denn es ist keine Pflicht, sondern ein Vergnügen.
- Glauben Sie an Ihr Vermögen, eine Veränderung zu erreichen.
- Denken Sie positiv, auch wenn der Körper anfangs nicht das tut, was Sie von ihm verlangen.
- Lieben Sie Ihren Körper, und entdecken Sie seine Fähigkeiten.
- Trainieren Sie regelmäßig, und haben Sie Geduld mit sich.
- Nutzen Sie die Kraft Ihres Geistes.
- Der Weg ist das Ziel: Mit Ausdauer, Ruhe und Geduld können Sie alles erreichen.

Das richtige Training

Pilates ist ein System, mit dem Sie sich stufenweise verbessern. Sie beginnen mit nur wenigen Übungen, die Sie langsam und sorgfältig ausführen. Je genauer und bewusster Sie die Bewegungen absolvieren, desto schneller werden Sie sich mit Ihrem Körper eng verbunden fühlen.

Lesen Sie die Übungsanweisungen sorgfältig, und stellen Sie sich den genauen Ablauf im Geiste vor. Achten Sie darauf, dass Sie jede einzelne Bewegung Ihres Körpers bewusst wahrnehmen, und vermeiden Sie Zeitdruck.

Bei allen Übungen dehnen und kräftigen Sie Ihren Körper und achten dabei gleichzeitig auf Balance und die richtige Ausrichtung der Bewegung.

Mit eigens auf Ihre Bedürfnisse und Ihren Fitnessgrad abgestimmten Übungen lernen Sie, wie Sie sich durch Korrektur Ihrer Haltung und die Verlängerung und Kontrolle der Muskeln ganz natürlich bewegen.

Um Fortschritte zu machen, sollten Sie jeden Tag einige Übungen durchführen. Wählen Sie einen Zeitpunkt, der nicht zwischen zwei Termine gezwängt ist. Ob Sie sich für ein Training am Morgen oder am Abend entscheiden, bleibt Ihnen überlassen. Sorgen Sie dafür, dass Sie die Hektik des Alltags ausschalten und alle

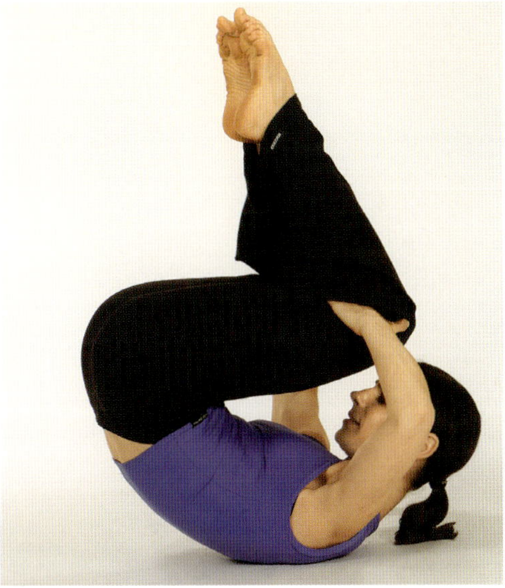

Mit jeder Pilates-Übung dehnen und kräftigen Sie Ihre Muskeln, fördern den Gleichgewichtssinn und lernen, jede Ihrer Bewegungen bewusst wahrzunehmen.

Übungen mit der nötigen Konzentration ausführen können. Steht Ihnen einmal weniger Zeit zum Training zur Verfügung, empfiehlt es sich, eher wenige Übungen ruhig und exakt auszuführen, als das gewohnte Programm hastig und auf die Schnelle herunterzuspulen.

Unmittelbar nach dem Essen oder bei starker Müdigkeit und Krankheit sollten Sie auf Ihr Workout verzichten. Nehmen Sie Ihr Training erst dann wieder wie gewohnt auf, wenn Sie sich körperlich und geistig wirklich fit fühlen. Bei Verletzungen und während einer Schwangerschaft sollten Sie Ihren Arzt fragen, ob Sie Ihre Übungen ohne Risiko ausführen können.

Kleines Lexikon der wichtigen Begriffe

Atmung in den seitlichen Brustkorb Die Brustkorbatmung ist ein wesentlicher Bestandteil der Pilates-Übungen. Sie mobilisiert die Zwischenrippenmuskulatur und ermöglicht tiefe Atemzüge, die das Powerhouse stabilisieren. Die Anweisung „Atme in die unteren Rippen" bezieht sich auf die Brustkorbatmung. Diese Brustkorbatmung wird auch als „Pilates-Box" bezeichnet.

Auswärtsdrehung Bei einer Auswärtsdrehung wird die Knochenachse vom Körper weggedreht. Ein Auswärtsdrehen des Beins erfolgt durch seitliches Drehen des Oberschenkelknochens in der Hüftpfanne, weg von der Körpermitte. Das Knie „schaut" nach außen.

Axiale Verlängerung Der maximale Abstand zwischen Schädeldecke und Steißbein. Bei einigen Pilates-Positionen wird die Körperachse „in der Bewegung verlängert". Zur Ausrichtung des Körpers in die Länge müssen Wirbelkörper und Muskeln zusammenarbeiten. Eine verkürzte Muskulatur, falscher oder übertriebener Krafteinsatz und Hypermobilität können die axiale Verlängerung beeinträchtigen.

Beckenboden-Aktivierung Zusammen mit dem tief liegenden Bauchmuskel bildet der Beckenboden eine muskuläre Einheit und ist wesentlich an der Stabilisierung des Rumpfs beteiligt. Drei Muskelböden spannen den Beckenboden wie ein Netz auf. Auch wenn das Muskeltrio ohne Übung schwer zu erspüren ist: Beim Zurückhalten des Harns in einer besonderen „Notsituation" wird einer der drei Beckenbodenmuskeln unbewusst aktiviert.

Beckenstabilität Ein stabiles Becken ist für die exakte Bewegungsausführung der Übungen wichtig. Beim Bewegen der Gliedmaßen bleibt ein stabiles Becken regungslos. Es schaukelt nicht nach rechts oder links und kippt nicht vor und zurück, sondern wird in der Mitte fixiert. Beckenstabilität erfordert eine hohe Konzentration.

Bewegungsfluss Der Bewegungsfluss gehört zu den grundlegenden Prinzipien des Pilates-Trainings. Alle Übungen werden ohne eine längere Unterbrechung und mit ineinanderfließenden Bewegungen ausgeführt, als hätte die Bewegung keinen Anfang und kein Ende. Die Bewegung wird dadurch kontrolliert und erhält ihre Effektivität.

Bewegungsgrad Der Bewegungsgrad zeigt den möglichen Umfang einer Bewegung an. Der beanspruchte Muskel soll leicht und ohne übermäßige Spannung trainiert werden können.

Dynamik Energetische Leistung, mit der eine Bewegung ausgeführt wird; nicht zu verwechseln mit Schwung. Bei Pilates-Übungen ist die Dynamik von größerer Bedeutung als die Geschwindigkeit. Pilates-Einsteiger sollten die Übungen fließend, aber zunächst langsam ausführen und das Workout dann zunehmend dynamischer absolvieren.

Einwärtsdrehung Drehung der Knochenachse zum Körper. Beim Einwärtsdrehen des Beins wird der Oberschenkelknochen in der Hüftpfanne nach innen gedreht.

Kontrolle Beim Pilates-Training werden alle Bewegungen kontrolliert ausgeführt. Kontrolle ist eines der wesentlichen Prinzipien der Pilates-Lehre. Jede Bewegung hat eine bestimmte Funktion, mit der auch eine besondere Wirkung erzielt wird.

Konzentration Das konzentrierte Ausführen aller Bewegungen gehört zu den Grundprinzipien der Pilates-Lehre. Unter Konzentration verstand Joseph Pilates auch die geistige Kontrolle und Leitung des Körpers während einer Übung.

Koordination Das Gelingen einer Übung setzt eine Feinabstimmung aller Komponenten voraus. Neben der korrekten Ausrichtung sind auch die Entspannung des Körpers, Konzentrationsfähigkeit, richtige Zentrierung und der Bewegungsfluss von Bedeutung.

Kraftgürtel Stabilisierung des Rumpfs durch ein natürliches „Korsett", das den Rumpf stärken und schützen soll. Ein wirkungsvoller Kraftgürtel entsteht aus einem gut zentrierten Rumpf (siehe auch Zentrierung) und aktivierter Rückenmuskulatur zur Stabilisierung der Schultern (siehe dazu auch Schulterstabilisierung).

„Lang machen" Strecken und Dehnen des Körpers ohne Belastung und Anspannung der Muskulatur.

Mobilisatoren Mobilisatoren sorgen zusammen mit Stabilisatoren (siehe dort) für eine aufrechte Haltung des Körpers und machen ihn beweglich. Beim Pilates-Training werden Rumpf- und Rückenmuskulatur gestärkt.

„Nabel zur Wirbelsäule" Bildliche Anweisung zur Aktivierung der tiefen Bauchmuskulatur in Richtung der Wirbelsäule.

Powerhouse Der Bereich zwischen Becken und Brustkorb. Durch ein aktives Powerhouse bleibt der Bauch flach, und die Wirbelsäule wird geschützt. Das Powerhouse spielt im Pilates-Training eine ganz zentrale Rolle.

Quadrizeps An der Vorderseite des Oberschenkels vom Knie bis zur Leistengegend verlaufende Muskelgruppe. Mit ihr werden die Beine gestreckt.

Schulterstabilisierung Ein Nach-Hinten-Unten-Ziehen der Schulterblätter in

Richtung der Wirbelsäule, weg von den Ohren; ermöglicht bei allen Übungen die korrekte Bewegung von Schultern und Armen.

Seitenatmung (auch Brust- oder Thoraxatmung) Spezielle Atemtechnik. Beim Einatmen wird der gesamte Brustkorb ausgedehnt, beim Ausatmen erfolgt eine Kontraktion. Durch die Seitenatmung wird vermehrt Sauerstoff aufgenommen und die Zwischenrippenmuskeln arbeiten intensiv.

Stabilisatoren Sie bewirken zusammen mit den Mobilisatoren (siehe dort) die aufrechte Körperhaltung und die Beweglichkeit des Körpers. Mit den entsprechenden Pilates-Übungen wird vor allem die Rückenmuskulatur gestärkt.

Streckung Bewegung, bei der die Knochen gedanklich in die Länge gezogen werden. Beispiel: Beim Strecken des Oberkörpers wird der Rumpf von der Mittelachse aus nach oben gezogen, als wäre ein Faden am Hinterkopf befestigt. Wir strecken uns beim Pilates-Training in die Länge, als beabsichtigten wir, aus jeder Pilates-Übungsstunde zwei Zentimeter größer herauszugehen.

Stützmuskulatur Muskelgruppe, die durch Fixierung der Knochen am Gelenk eine ungehinderte Bewegung der Extremitäten (Arme und Beine) ermöglicht. Oft ist die Stützmuskulatur durch einseitige oder mangelnde Beanspruchung verkürzt und kann aus diesem Grund nur bis zu 30 Prozent ihrer Kontraktionsintensität leisten.

Visualisierung Gedankliche Betrachtung einer Übung, meist in einem vereinfachten Bild. Beispiel: Das Aufrollen des Körpers wird durch eine sich aufrollende Perlenkette nachvollzogen. Die Visualisierung dient dazu, dass die Übungen leichter verstanden und umgesetzt werden können.

„Weich machen“ Unter „Weich machen“ versteht man den Grad, bis zu dem Arme und Beine ohne Einrasten des Gelenks gestreckt werden können.

Zentrierung Alle Pilates-Übungen sind auf die Bildung eines starken Körperzentrums ausgerichtet. Das Anspannen der tief liegenden Stützmuskulatur zur Stabilisierung der Lendenwirbelsäule wird Zentrierung genannt und hilft bei der Kräftigung des Körpermittelpunkts.